CW00449621

O novo livro de receitas mediterrânicas Air Fryer

Receitas saudáveis e fáceis para iniciantes

ÍNDICE

4

Introdução

Uma estufa de secagem ao ar é um dos aparelhos mais procurados devido à sua versatilidade e facilidade de utilização. O aparelho cozinhará os seus alimentos através da circulação de ar quente para a câmara de cozedura. Esta é a melhor escolha para indivíduos que procuram os melhores alimentos fritos sem comprometer a sua qualidade. Neste livro vamos cobrir uma vasta gama de formas de cozinhar, tais como o forno de fritura instantânea por vórtice de ar. Este é um aparelho de cozedura 7 em 1 pode desempenhar sete funções de cozedura sem comprometer a qualidade dos alimentos. A fritadeira a ar é excepcionalmente boa porque poupa quase 80% do seu óleo ao fritar os seus alimentos. Não se limita apenas aos alimentos estaladiços, mas também é altamente eficaz na cozedura de uma vasta gama de alimentos.

Há muitas coisas que podem atrasar o seu dia. Como o trânsito, mau tempo, mau humor, e cozinhas desarrumadas. O livro de receitas da Mediterranean Air Fryer Cookbook for Busy People resolve todos estes problemas.

Neste livro, encontrará receitas fáceis de seguir que o ajudam a cozinhar enquanto trabalha. Todas estas receitas foram testadas quanto à sua rapidez e sabor por pessoas ocupadas que apenas querem ter o jantar na mesa o mais depressa possível.

O livro de receitas da Fritadeira Mediterrânea Diet Air para pessoas saudáveis contém mais do que apenas receitas. Também lhe ensina os benefícios de comer alimentos mais saudáveis e os méritos de viver um estilo de vida equilibrado. Ter expectativas irrealistas sobre o que se deve fazer durante todo o dia, realmente desvirtua o equilíbrio da sua vida.

Este livro é perfeito para pessoas ocupadas que queiram desfrutar ao máximo das suas vidas. Quer seja solteiro ou casado, doente ou saudável, este livro vai ajudá-lo a finalmente abrandar e desfrutar da vida em vez de se preocupar com ela.

O livro de receitas da Dieta Mediterrânica é uma forma deliciosamente fácil de trazer os sabores e benefícios da Dieta Mediterrânica para a sua vida.

A Dieta Mediterrânica está novamente a fazer manchetes. Com dietas ricas em frutas e vegetais, cereais integrais, e gorduras saudáveis a tornarem-se mais populares, a Dieta Mediterrânica é uma tendência crescente. A versão mais famosa da dieta é a tradicional cozinha grega conhecida como "Dieta Mediterrânica".

Neste livro, aprenderá a cozinhar pratos clássicos mediterrânicos utilizando apenas ingredientes naturais como azeite, tomate e alho. Quer queira perder peso ou simplesmente alcançar alimentos mais saudáveis que o farão sentir-se melhor a cada dia, este livro de cozinha tem uma grande selecção de receitas para si!

A dieta mediterrânica está há muito associada a uma boa saúde, longevidade e baixas taxas de doenças crónicas nos seres humanos. De facto, existem múltiplos estudos que sugerem que o estilo de vida mediterrânico é mais saudável do que a Dieta Americana Padrão (SAD). Mas sabia que a dieta mediterrânica é também uma grande alternativa à da Fritadeira Aérea?

Neste livro, encontrará 100 receitas fáceis de seguir que tiram partido da cozedura em fritadeira a ar para criar refeições de água na boca com o mínimo de tempo prático. Concebidas para se adaptarem ao seu estilo de vida agitado, estas receitas ajudá-lo-ão a queimar gordura e a perder peso ao preparar deliciosas refeições com ingredientes simples e saudáveis.

Esta fritadeira mediterrânica oferece uma riqueza de ideias alimentares saudáveis sem ter de se escravizar na cozinha durante todo o dia.

Quer esteja à procura de um rápido jantar de fim-de-semana, quer queira cozinhar um delicioso banquete para a sua próxima festa, este livro de cozinha da Mediterranean Air Fryer Cookbook tem a sua cobertura. Cada receita inclui instruções detalhadas de preparação, recomendações de tempo de cozedura, e uma lista de compras para que possa facilmente reunir tudo o que precisa para a sua refeição. Quando for altura de comer, basta colocar a sua fritadeira Air no seu acessório de bancada e esperar. Assim que o jantar estiver pronto a cozinhar, está pronto a comer!

Obtenha um exemplar deste livro e tire partido dos muitos benefícios da dieta mediterrânica enquanto trabalha horas extra no escritório!

Chapter 1. Receitas de pequeno-almoço

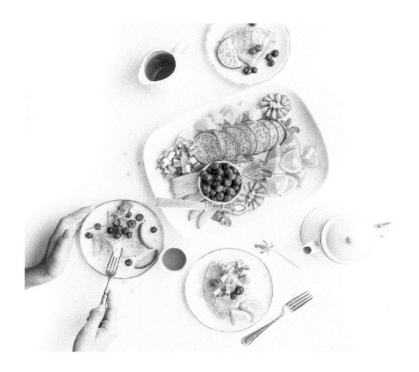

1. Sanduíches de atum

Tempo de preparação: 10 minutos

Tempo de cozedura: 5 minutos

Porções: 2

Ingredientes:

- 16 onças de atum enlatado, drenado
- ¼ maionese de taça
- 2 colheres de sopa de mostarda
- 1 colher de sopa de sumo de limão
- 2 cebolas verdes, picadas
- 3 muffins ingleses, cortados pela metade
- 3 colheres de sopa de manteiga
- 6 queijo provolone

Direcções:

1. Numa tigela, misturar atum com maionese, sumo de limão, mostarda e cebolinha verde e mexer.
2. Unte as metades do muffin com a manteiga, coloque-as numa fritadeira pré-aquecida ao ar e asse-as a 350 graus F durante 4 minutos.
3. Espalhar a mistura de atum em metades de muffin, cobrir cada uma com queijo provolone, devolver sanduíches à fritadeira ao ar e cozinhá-las durante 4 minutos, dividir entre pratos e servir ao pequeno-almoço imediatamente. Desfrute!

Nutrição:

- Calorias: 182
- Gordura: 4
- Fibra: 7
- Carboidratos: 8
- Proteína: 6

2. Batata com Bacon de Alho

Tempo de preparação: 10 minutos

Tempo de cozedura: 20 minutos

Porções: 2

Ingredientes:

- 4 batatas, descascadas e cortadas em cubos médios
- 6 dentes de alho, picados
- 4 fatias de bacon, picadas
- 2 molas de rosmaninho, picadas
- 1 colher de sopa de azeite de oliva
- Sal e pimenta preta ao gosto
- 2 ovos, batidos

Direcções:

1. Na sua frigideira ao ar, misture óleo com batatas, alho, bacon, alecrim, sal, pimenta e ovos e batedor.
2. Cozinhar batatas a 400 graus F durante 20 minutos, dividir tudo em pratos e servir ao pequeno-almoço. Desfrute!

Nutrição:

- Calorias: 211
- Gordura: 3
- Fibra: 5
- Carboidratos: 8
- Proteína: 5

3. Tomates e bolos de acelga suíços

Tempo de preparação: 5 minutos

Tempo de cozedura: 15 minutos

Porções: 4

Ingredientes:

1. 4 ovos; batidos
2. 3 oz. acelga suíça; picada.
3. 1 chávena de tomate; em cubos
4. 1 colher de chá de azeite
5. Sal e pimenta preta a gosto.

Direcções:

- Pegar numa tigela e misturar os ovos com o resto dos ingredientes, excepto o óleo e bater bem.
- Unte uma frigideira que sirva na fritadeira com o óleo, verta a mistura de acelgas e cozinhe a 359°F durante 15 minutos.
- Dividir entre pratos e servir.

Nutrição:

- Calorias: 202
- Gordura: 14g
- Fibra: 3g
- Hidratos de carbono: 5g
- Proteína: 12g

4. Frittata de Camarão

Tempo de preparação: 10 minutos

Tempo de cozedura: 15 minutos

Porções: 2

Ingredientes:

- 4 ovos
- ½ colher de chá de manjericão, seco
- Spray de cozedura
- Sal e pimenta preta ao gosto
- ½ chávena de arroz, cozinhado
- ½ copo de camarão, cozinhado, descascado, desfiado e picado
- ½ chávena de espinafres bebé, picados
- ½ chávena de queijo Monterey jack, ralado

Direcções:

1. Numa tigela, misturar ovos com sal, pimenta e manjericão e batedor. Unte a frigideira de ar com spray de cozinha e adicione arroz, camarão e espinafres. Adicionar a mistura de ovos, polvilhar queijo por todo o lado e cozinhar na sua fritadeira ao ar a 350 graus F durante 10 minutos.
2. Dividir entre pratos e servir ao pequeno-almoço. Desfrute!

Nutrição:

- Calorias 162
- Gordura 6
- Fibra 5
- Carboidratos 8
- Proteína 4

5. Cobbler para o pequeno-almoço

Tempo de preparação: 10 minutos

Tempo de cozedura: 15 minutos

Porções: 2

Ingredientes:

- 2 colheres de sopa de sementes de girassol
- 1/4 chávena de noz pecan
- 1/4 de chávena de coco ralado
- 1/2 colher de chá de canela
- 2 1/2 colheres de sopa de óleo de coco
- 2 colheres de sopa de mel
- 1 ameixa, cortada em cubos
- 1 maçã, cortada em cubos
- 1 pêra, cortada em cubos

Direcções:

1. Adicionar frutas, canela, óleo de coco e mel na panela instantânea e mexer bem.
2. Selar o pote com uma tampa e seleccionar o modo vapor e definir o temporizador durante 10 minutos.
3. Uma vez feito, libertar a pressão usando o método de libertação rápida e depois abrir a tampa.
4. Transferir a mistura de fruta para a tigela de servir.
5. Acrescentar sementes de girassol, nozes pecã e coco na panela e cozinhar em modo sauté durante 5 minutos.

6. Verter sementes de girassol, nozes pecans e mistura de coco por cima da mistura de frutos.
7. Servir e desfrutar.

Nutrição:

- Calorias 426
- Gordura 27,2 g
- Hidratos de carbono 50,9 g
- Açúcar 40,1 g
- Proteína 2,6 g
- Colesterol 0 mg

6. Farinha de aveia de morangos

Tempo de preparação: 5 minutos

Tempo de cozedura: 15 minutos

Porções: 4

Ingredientes:

- ½ copo de coco; triturado
- ¼ morangos em chávena
- 2 chávenas de leite de coco
- ¼ tsp. extracto de baunilha
- 2 tsp. stevia
- Spray de cozedura

Direcções:

1. Unte a frigideira a ar com o spray de cozedura, adicione todos os ingredientes no interior e atire
2. Cozinhar a 365°F durante 15 minutos, dividir em tigelas e servir ao pequeno-almoço

Nutrição:

- Calorias: 142
- Gordura: 7g
- Fibra: 2g
- Carboidratos: 3g
- Proteína: 5g

7. Omelete de frango e aboborinha

Tempo de preparação: 15 minutos

Tempo de cozedura: 35 minutos

Porções: 2

Ingredientes:

- 8 ovos
- ½ chávena de leite
- Sal e pimenta preta moída, conforme necessário
- 1 chávena de frango cozinhado, picado
- 1 chávena de queijo Cheddar, desfiado
- ½ chávena de cebolinho fresco, picado
- ¾ abobrinha em chávena, picada

Direcções:

1. Numa tigela, adicionar os ovos, leite, sal e pimenta preta e bater bem. Acrescentar os restantes ingredientes e mexer para combinar. Colocar a mistura numa assadeira untada com gordura. Pressione o "Botão "Power" do Forno de Fritar a Ar e rode o botão para seleccionar o modo "Air Bake".

2. Premir o botão Tempo e rodar novamente o mostrador para definir o tempo de cozedura para 35 minutos. Agora carregar no botão Temp e rodar o mostrador para regular a temperatura a 315 graus F. Carregar no botão "Start/Pausa" para iniciar. Quando a unidade emitir um bip para mostrar que está pré-aquecida, abrir a tampa. Disponha a bandeja sobre o "Wire Rack"

e introduza no forno. Cortar em cunhas de igual tamanho e servir quente.

Nutrição:

- Calorias: 209
- Gordura total: 13,3 g
- Gordura saturada: 6,3 g
- Colesterol: 258 mg
- Sódio: 252 mg
- Total de hidratos de carbono: 2,3 g
- Fibra: 0,3 g
- Açúcar: 1,8 g
- Proteína: 9,8 g

8. Omelete de frango

Tempo de preparação: 10 minutos

Tempo de cozedura: 16 minutos

Porções: 2

Ingredientes:

- 1 colher de chá de manteiga
- 1 pequena cebola amarela, picada
- ½ pimenta jalapeño, semeada e cortada
- 3 ovos
- Sal e pimenta preta moída, conforme necessário
- ¼ copo de frango cozinhado, desfiado

Direcções:

1. Numa frigideira, derreter a manteiga em lume médio e cozinhar a cebola durante cerca de 4-5 minutos. Adicione a pimenta jalapeño e cozinhe durante cerca de 1 minuto.
2. Retirar do calor e reservar para arrefecer ligeiramente. Entretanto, numa tigela, adicionar os ovos, sal e pimenta preta e bater bem.
3. Adicionar a mistura de cebola e frango e mexer para combinar. Colocar a mistura de frango numa pequena assadeira.
4. Pressione "Power Button" de Air Fry Oven e rode o mostrador para seleccionar o modo "Air Fry".
5. Premir o botão Tempo e rodar novamente o mostrador para definir o tempo de cozedura para 6 minutos.
6. Agora carregue no botão Temp e rode o mostrador para definir a temperatura a 355 graus F.

7. Prima o botão "Iniciar/Pausa" para começar.

8. Quando a unidade apitar para mostrar que está pré-aquecida, abrir a tampa.

9. Dispor a bandeja sobre o "Wire Rack" e inserir no forno.

10. Cortar a omelete em 2 porções e servir quente.

Nutrição:

- Calorias: 153
- Gordura total: 9,1 g
- Gordura saturada: 3,4 g
- Colesterol: 264 mg
- Sódio: 196 mg
- Total de hidratos de carbono: 4 g
- Fibra: 0,9 g
- Açúcar: 2,1 g
- Proteína: 13.8 g

Chapter 2. Aperitivos

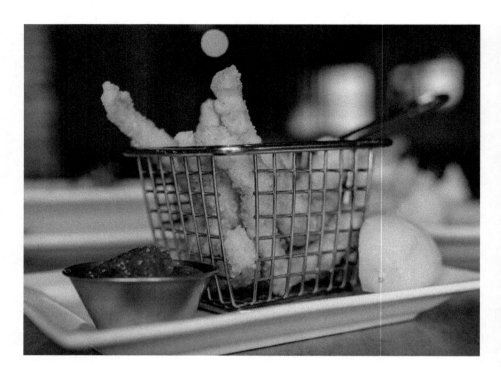

9. Mordidas crocantes de couve-flor

Tempo de preparação: 5 minutos

Tempo de cozedura: 15 minutos

Porções: 4

Ingredientes:

- 1 colher de sopa de tempero italiano
- 1 chávena de farinha
- 1 chávena de leite
- 1 ovo, batido
- 1 couve-flor de cabeça, cortada em floretes

Instruções

1. Pré-aqueça a fritadeira a ar até 390 F. Unte o cesto da fritadeira a ar com spray de cozedura. Numa tigela, misturar a farinha, o leite, o ovo e o tempero italiano. Revestir a couve-flor na mistura e drenar o líquido em excesso.

2. Colocar os floretes no cesto de fritura, pulverizá-los com spray de cozedura, e fritar durante 7 minutos. Agitar e continuar a cozinhar durante mais 5 minutos. Deixar arrefecer antes de servir.

Nutrição:

- Calorias: 70
- Carboidratos: 2 g
- Gordura: 1 g
- Proteína: 3 g

10. Rebentos de Bruxelas frisados

Tempo de preparação: 5 minutos

Tempo de cozedura: 25 minutos

Porções: 4

Ingredientes:

- 1 lb. Rebentos de Mexilhão, extremidade aparada e cortada pela metade
- 2 colheres de chá de azeite de oliva
- 1 colher de sopa de Sumo de Limão, Fresco
- 3 colheres de chá de Caril em Pó, Dividido

Direcções:

1. Comece por meter gota numa tigela grande e misture o seu azeite com uma colher de chá de caril em pó. Atire os seus rebentos de mexilhão, misturando até estarem bem revestidos. Coloque-as no seu cesto de fritadeira, assando durante doze minutos. Durante este tempo de cozedura, terá de abanar o seu cesto uma vez.

2. Polvilhe com o restante pó de caril e sumo de limão, abanando novamente o seu cesto. Assar por mais três a cinco minutos. Os seus rebentos de mexilhão devem estar estaladiços e dourados. Servir quente.

Nutrição:

- Calorias: 86
- Proteína: 4 g
- Gordura: 3 g
- Carboidratos: 12 g

11. Espargos de alho

Tempo de preparação: 5 minutos

Tempo de cozedura: 10 minutos

Porções: 4

Ingredientes:

- 1 lb. Espargos, lavados e aparados
- 2 colheres de chá de azeite de oliva
- 3 Dentes Alho, picado
- 2 colheres de sopa de vinagre balsâmico
- ½ colher de chá de tomilho

Direcções:

1. Comece por tirar uma tigela grande para atirar os seus espargos ao azeite antes de colocar os seus legumes no cesto da fritadeira ao ar.
2. Polvilhar com alho antes de assar durante oito a onze minutos. Os seus espargos devem ser tenros mas estaladiços.
3. Regar com tomilho e vinagre balsâmico antes de servir quente.

Nutrição:

- Calorias: 41
- Proteína: 3 g
- Gordura: 1 g
- Carboidratos: 6 g

12. Mustard Greens Balsâmicos Divididos

Tempo de preparação: 17 minutos;

Tempo de cozedura: 15 minutos

Porções: 4

Ingredientes:

- mostarda verde - 1 molho, aparado
- azeite - 2 colheres de sopa
- caldo de galinha - ½ cup
- puré de tomate - 2 colheres de sopa
- dentes de alho - 3, picados
- Sal e pimenta preta a gosto
- vinagre balsâmico - 1 colher de sopa

Direcções:

1   Misture todos os ingredientes numa frigideira que caiba bem na sua fritadeira e atire bem.

2   Mover a frigideira para a fritadeira e cozinhar a uma temperatura de 260 o F durante 12 minutos.

3   Divida tudo em pratos diferentes, sirva a sua refeição, e desfrute!

Nutrição:

- Calorias 151,
- Gordura 2 g
- Fibra 4 g
- Hidratos de carbono 14 g
- Proteína 4 g

13. Lemony Raspberries Bowls

Tempo de preparação: 5 minutos

Tempo de cozedura: 12 minutos

Porções: 2

Ingredientes:

- 1 chávena de framboesas
- 2 colheres de sopa de manteiga
- 2 colheres de sopa de sumo de limão
- 1 colher de chá de canela em pó

Direcções:

1. Na sua fritadeira, misture todos os ingredientes, atire, cubra, cozinhe a 350°F durante 12 minutos, divida em tigelas e sirva ao pequeno-almoço

Nutrição:

- Calorias: 208
- Gordura: 6 g
- Fibra: 9 g
- Carboidratos: 14 g
- Proteína: 3 g

14. Gordura de Pato Batata Vermelha Torrada

Tempo de preparação: 5 minutos

Tempo de cozedura: 25 minutos

Porções: 4

Ingredientes:

- 4 batatas vermelhas, cortadas em cunhas
- 1 colher de sopa de alho em pó
- Sal e pimenta preta a gosto
- 2 colheres de sopa de tomilho, picado
- 3 colheres de sopa de gordura de pato, derretida

Instruções

1. Pré-aqueça a fritadeira ao ar até 380 F. Numa tigela, misture gordura de pato, alho em pó, sal e pimenta. Acrescentar as batatas e agitar o pêlo.
2. Colocar no cesto e cozer durante 12 minutos, retirar o cesto, agitar e continuar a cozinhar durante mais 8-10 minutos até ficar dourado. Servir quente com tomilho.

Nutrição:

- Calorias: 110
- Hidratos de carbono: 8 g
- Gordura: 5 g
- Proteína: 7 g

15. Palitos de Mozzarella de alho

Tempo de preparação: 1 hora e 5 minutos

Tempo de cozedura: 10 minutos

Porções: 4

Ingredientes:

- 1 colher de sopa de Tempero Italiano
- 1 chávena de Queijo Parmesão
- 8 Queijos de corda, em cubos
- 2 Ovos, espancados
- 1 Dente de alho, picado

Direcções:

1. Comece por combinar o seu parmesão, alho e tempero italiano numa tigela. Mergulhe o seu queijo no ovo, e misture bem.
2. Enrole-a no seu queijo desmorona-se, e depois pressione as migalhas para o queijo.
3. Coloque-os no frigorífico durante uma hora, e depois pré-aqueça a sua fritadeira de ar a 375.
4. Pulverize a sua fritadeira com óleo, e depois organize as cordas de queijo para dentro do cesto. Cozinhe durante oito a nove minutos aos 365.
5. Deixá-los arrefecer durante pelo menos cinco minutos antes de servir.

Nutrição:

- Calorias: 80
- Proteína: 7 Gramas
- Gordura: 6,2 Gramas
- Carboneto líquido: 3 Gramas

16. Batata Assada com Bacon

Tempo de preparação: 5 minutos

Tempo de cozedura: 30 minutos

Porções: 4

Ingredientes:

- 4 batatas, esfregadas, cortadas pela metade, cortadas longitudinalmente
- 1 colher de sopa de azeite de oliva
- Sal e pimenta preta a gosto
- Bacon de 4 oz., picado

Instruções

1. Pré-aqueça a fritadeira ao ar a 390 F. Pincele as batatas com azeite e tempere com sal e pimenta. Disponha-as no cesto de fritura untado, cortadas de lado.
2. Cozer durante 15 minutos, virá-las, cobri-las com bacon e cozê-las durante 12-15 minutos ou até que as batatas estejam douradas e o bacon esteja estaladiço. Servir quente.

Nutrição:

- Calorias: 150
- Carboidratos: 9 g
- Gordura: 7 g
- Proteína: 12 g

Chapter 3. Almoço

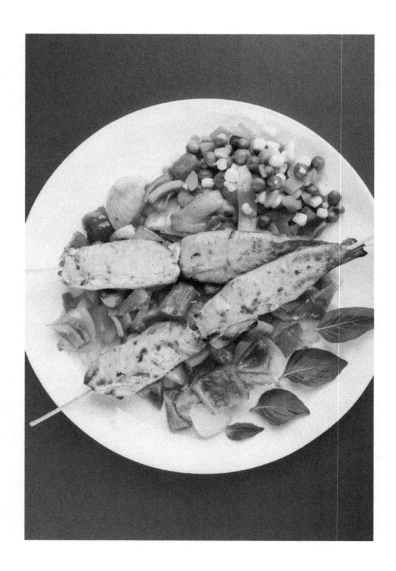

17. Picadas de bife suculento

Tempo de preparação: 10 minutos

Tempo de cozedura: 9 minutos

Porções: 4

Ingredientes:

- Bife de 1 lb. de lombo de vaca, cortado em pedaços de tamanho de mordida
- 1 colher de sopa de tempero de bife
- 1 colher de sopa de azeite de oliva
- Pimenta
- Sal

Direcções:

1. Pré-aquecer o forno de fritadeira a 390 F.
2. Acrescentar pedaços de bife na grande tigela de mistura. Acrescentar tempero de bife, óleo, pimenta e sal sobre os pedaços de bife e atirar até estarem bem revestidos.
3. Transferir pedaços de bife na frigideira e fritar ao ar durante 5 minutos
4. Virar pedaços de bife para o outro lado e cozinhar durante mais 4 minutos.
5. Servir e desfrutar.

Nutrição:

- Calorias 241
- Gordura 10,6 g
- Carboidratos 0 g
- Proteína 34,4 g

18. Costelas de porco Bbq

Tempo de preparação: 10 minutos

Tempo de cozedura: 12 minutos

Porções: 6

Ingredientes:

- 1 laje de costelas de porco de costas para bebé, cortadas em pedaços
- ½ chávena molho BBQ
- ½ tsp paprika
- Sal

Direcções:

1. Acrescentar costeletas de porco numa tigela de mistura. Acrescentar molho de churrasco, colorau e sal sobre costeletas de porco e cobrir bem e reservar por 30 minutos
2. Pré-aquecer o forno de fritadeira a 350 F. Arranjar costeletas de porco marinadas na frigideira a ar e cozinhar durante 10-12 minutos. Virar a meio.
3. Servir e desfrutar.

Nutrição:

- Calorias 145
- Gordura 7 g
- Carboidratos 10 g
- Proteína 9 g

19. Lombinho de Porco Mostarda de Mel

Tempo de preparação: 10 minutos

Tempo de cozedura: 26 minutos

Porções: 4

Ingredientes:

- 1 lb. de lombinho de porco
- 1 colher de chá de molho de sriracha
- 1 colher de sopa de alho, picado
- 2 colheres de sopa de molho de soja
- 1 ½ colher de sopa de mel
- ¾ colher de sopa de mostarda Dijon
- 1 colher de sopa de mostarda

Direcções:

1. Adicionar molho de sriracha, alho, molho de soja, mel, mostarda Dijon, e mostarda no saco grande com fecho de correr e misturar bem.
2. Adicionar o lombinho de porco no saco. Fechar o saco e colocá-lo no frigorífico durante a noite. Pré-aquecer a fritadeira a 380 F. Pulverizar o tabuleiro da fritadeira a ar com spray de cozedura e depois colocar o lombinho de porco marinado num tabuleiro e secar ao ar durante 26 minutos Virar o lombinho de porco após cada 5 minutos. Fatiar e servir.

Nutrição:

- Calorias 195
- Gordura 4.1 g
- Hidratos de carbono 8 g
- Proteína 30,5 g

20. Risotto de Milho de Tomate

Tempo de preparação: 10 minutos

Tempo de cozedura: 13 minutos

Porções: 4

Ingredientes:

- 1 1/2 chávenas de arroz arbóreo
- 1 chávena de tomate cereja, cortado pela metade
- 1/4 copo de manjericão, picado
- 1/4 chávena de queijo parmesão, ralado
- 1/4 copo metade e metade
- Caldo de legumes de 32 oz
- 1 chávena de milho doce
- 3 dentes de alho, picados
- 1/2 chávena de cebola, picada
- 2 colheres de sopa de azeite
- 4 colheres de sopa de manteiga
- 1 colher de chá de sal

Direcções:

1. Adicionar manteiga na panela instantânea e colocar a panela no modo sauté.
2. Acrescentar alho e cebola e saltear durante 5 minutos.
3. Acrescentar arroz e cozinhar durante 2-3 minutos.
4. Adicionar caldo, milho, pimenta, e sal e mexer bem.
5. Selar a panela com tampa e cozinhar em alta pressão durante 6 minutos.

6. Uma vez feito, libertar a pressão usando o método de libertação rápida e depois abrir a tampa.
7. Mexer em tomates cereja, manjericão, parmesão, e meio e meio.
8. Servir e desfrutar.

Nutrição:

- Calorias 548
- Gordura 24 g
- Hidratos de carbono 69,6 g
- Açúcar 3,8 g
- Proteína 14,1 g
- Colesterol 41 mg

21. Lombinho de porco temperado

Tempo de preparação: 10 minutos

Tempo de cozedura: 45 minutos

Porções: 5

Ingredientes:

- 1½ lombinho de porco de libra
- 2-3 colheres de sopa de tempero para churrasco de carne de porco

Direcções:

1. Esfregar generosamente a carne de porco com tempero. Inserir a vara de rotisserie através do lombinho de porco.

2. Inserir os garfos de rotisserie, um de cada lado da vara para fixar o lombinho de porco.

3. Dispor a frigideira no fundo da câmara de cozedura do forno de ar.

4. Seleccione "Assado" e depois ajuste a temperatura para 360 graus F.

5. Configurar o temporizador para 45 minutos e premir o botão "Start".

6. Quando o visor mostrar "Add Food" pressione a alavanca vermelha para baixo e carregue o lado esquerdo da haste para o forno de fritadeira a ar.

7. Agora, deslize o lado esquerdo da haste para dentro da ranhura ao longo da barra de metal para que não se mova.

8. Depois, feche a porta e toque em "Rodar".

9. Pressionar a alavanca vermelha para libertar a vareta quando o tempo de cozedura estiver completo.

10. Retirar a carne de porco do forno de fritadeira a ar e colocá-la numa travessa durante cerca de 10 minutos antes de a cortar.

11. Com uma faca afiada, cortar o assado em fatias de tamanho desejado e servir.

Nutrição:

- Calorias 195
- Gordura 4,8 g
- Carboidratos 0 g
- Proteína 35,6 g

22. Pimentão Assado

Tempo de preparação: 5 minutos

Tempo de cozedura: 20 minutos

Porções: 4

Ingredientes:

- 1 colher de chá de azeite de oliva
- ½ colher de chá de tomilho
- 4 Dentes Alho, picado
- 4 Pimentões, cortados em quartos

Direcções:

1. Comece por colocar as suas pimentas no seu cesto de fritadeiras e a chuviscar com azeite. Certifique-se de que estão bem revestidos, e depois assar durante quinze minutos.
2. Polvilhar com tomilho e alho, assando durante mais três a cinco minutos. Devem ser tenros, e servir quentes.

Nutrição:

- Calorias: 36
- Proteína: 1 g
- Gordura: 1 g
- Carboidratos: 5 g

23. Assado Fácil de Carne

Tempo de preparação: 10 minutos

Tempo de cozedura: 45 minutos

Porções: 6

Ingredientes:

- 2 ½ lbs. carne assada
- 2 colheres de sopa de tempero italiano

Direcções:

1. Organizar assados no rotisserie apesar de tudo.
2. Esfregar assado com tempero italiano, depois inserir no forno de fritadeira ao ar.
3. Fritar ao ar a 350 F durante 45 minutos ou até a temperatura interna do assado atingir 145 F.
4. Fatiar e servir.

Nutrição:

- Calorias 365
- Gordura 13,2 g
- Carboidratos 0,5 g
- Proteína 57,4 g

24. Jerky clássico da carne de bovino

Tempo de preparação: 10 minutos

Tempo de cozedura: 4 horas

Porções: 4

Ingredientes:

- 2 libras. Broil de Londres, fatiado finamente
- 1 colher de chá de cebola em pó
- 3 colheres de sopa de açúcar mascavado
- 3 colheres de sopa de molho de soja
- 1 colher de chá de azeite de oliva
- 3/4 colheres de chá de alho em pó

Direcções:

1. Adicionar todos os ingredientes excepto a carne no saco grande com fecho de correr.
2. Misturar até bem combinado. Adicionar a carne no saco.
3. Saco de selagem e massagem suave para cobrir a carne com marinada.
4. Deixar marinar a carne durante 1 hora.
5. Arranjar fatias de carne marinada em bandeja de fritadeira e desidratar a 160 F durante 4 horas.

Nutrição:

- Calorias 133
- Gordura 4,7 g
- Carboidratos 9,4 g
- Proteína 13.4 g

25. Lombinho de porco à moda do país

Tempo de preparação: 15 minutos

Tempo de cozedura: 25 minutos

Porções: 3

Ingredientes:

- Lombinho de porco de 1 libra
- 1 colher de sopa de alho, picado
- 2 colheres de sopa de molho de soja
- 2 colheres de sopa de mel
- 1 colher de sopa de mostarda Dijon
- 1 colher de sopa de mostarda de grão
- 1 colher de chá de molho Sriracha

Direcções:

1. Numa tigela grande, adicionar todos os ingredientes excepto carne de porco e misturar bem.
2. Adicionar generosamente o lombinho de porco e o casaco com a mistura.
3. Refrigerar para marinar durante 2-3 horas.
4. Retirar o lombinho de porco da tigela, reservando a marinada.
5. Colocar o lombinho de porco no tabuleiro de cozedura ligeiramente untado.
6. Organizar a frigideira no fundo da câmara de cozedura do forno de ar.
7. Seleccione "Air Dry" e depois ajuste a temperatura para 380 graus F.

8. Configurar o temporizador durante 25 minutos e premir o botão "Start".

9. Quando o visor mostrar "Adicionar alimentos" inserir o tabuleiro de cozedura na posição central.

10. Quando a exposição mostra "Turn Food" virar a carne de porco e aveia com a marinada reservada.

11. Quando o tempo de cozedura estiver completo, retirar o tabuleiro do forno de fritadeira e colocar o lombo de porco numa travessa durante cerca de 10 minutos antes de o cortar.

12. Com uma faca afiada, cortar o lombinho de porco em fatias do tamanho desejado e servir.

Nutrição:

- Calorias 277
- Gordura 5,7 g
- Hidratos de carbono 14,2 g
- Proteína 40,7 g

26. Lombinho de Porco Vidrado

Tempo de preparação: 15 minutos

Tempo de cozedura: 20 minutos

Porções: 3

Ingredientes:

- Lombinho de porco de 1 libra
- 2 colheres de sopa Sriracha
- 2 colheres de sopa de mel
- Sal, como requerido

Direcções:

1. Inserir a vara de rotisserie através do lombinho de porco.
2. Inserir os garfos de rotisserie, um de cada lado da vara para fixar o lombinho de porco.
3. Numa tigela pequena, adicionar o Sriracha, mel e sal e misturar bem.
4. Pincele o lombinho de porco com a mistura de mel uniformemente.
5. Dispor a frigideira no fundo da câmara de cozedura do forno de ar.
6. Seleccione "Air Dry" e depois ajuste a temperatura para 350 graus F.
7. Configurar o temporizador durante 20 minutos e premir o botão "Start".
8. Quando o visor mostrar "Add Food" pressione a alavanca vermelha para baixo e carregue o lado esquerdo da haste para o forno de fritadeira a ar.

9. Agora, deslize o lado esquerdo da haste para dentro da ranhura ao longo da barra de metal para que não se mova.
10. Depois, feche a porta e toque em "Rodar".
11. Pressionar a alavanca vermelha para libertar a vareta quando o tempo de cozedura estiver completo.
12. Retirar a carne de porco do forno de fritadeira a ar e colocá-la numa travessa durante cerca de 10 minutos antes de ser cortada.
13. Com uma faca afiada, cortar o assado em fatias de tamanho desejado e servir.

Nutrição:

- Calorias 269
- Gordura 5,3 g
- Carboidratos 13,5 g
- Proteína 39,7 g

27. Almôndegas de Carne Doce e Picante

Tempo de preparação: 20 minutos

Tempo de cozedura: 30 minutos

Porções: 8

Ingredientes:

Para almôndegas de carne:

- 2 libras de carne moída magra
- 2/3 chávena de aveia de aveia de cozinha rápida
- ½ taça Ritz crackers, esmagada
- 1 (5-ounce) pode evaporar leite
- 2 ovos grandes, batidos levemente
- 1 colher de chá de mel
- 1 colher de sopa de cebola seca, picada
- 1 colher de chá de alho em pó
- 1 colher de chá de cominho moído
- Sal e pimenta preta moída, conforme necessário
- Para Molho:
- 1/3 chávena de marmelada de laranja
- 1/3 chávena de mel
- 1/3 chávena de açúcar mascavado
- 2 colheres de sopa de amido de milho
- 2 colheres de sopa de molho de soja
- 1-2 colheres de sopa de molho picante
- 1 colher de sopa de molho Worcestershire

Direcções:

1. Para almôndegas: numa tigela grande, adicionar todos os ingredientes e misturar até estarem bem combinados.

2. Fazer bolas de 1½ polegadas a partir da mistura.

3. Disponha metade das almôndegas num tabuleiro de cozedura numa única camada.

4. Dispor a frigideira no fundo da câmara de cozedura do forno de ar.

5. Seleccione "Air Dry" e depois ajuste a temperatura para 380 graus F.

6. Configurar o temporizador durante 15 minutos e premir o botão "Start".

7. Quando o visor mostrar "Adicionar alimentos" inserir o tabuleiro de cozedura na posição central.

8. Quando o visor mostra "Turn Food", virar as almôndegas.

9. Quando o tempo de cozedura estiver completo, retirar o tabuleiro do forno de fritadeira a ar.

10. Repetir com as restantes almôndegas.

11. Entretanto, para o molho: Numa panela pequena, adicionar todos os ingredientes em lume médio e cozinhar até engrossar, mexendo continuamente.

12. Servir as almôndegas com a cobertura de molho.

Nutrição:

- Calorias 411
- Gordura 11,1 g
- Carboidratos 38,8 g
- Proteína 38,9 g

28. Bife de Manteiga de Ervas Costeletas de Olho

Tempo de preparação: 10 minutos

Tempo de cozedura: 14 minutos

Porções: 4

Ingredientes:

- Bife com 2 lbs. de costela, com osso
- 1 colher de chá de alecrim fresco, picado
- 1 colher de chá de tomilho fresco, picado
- 1 colher de chá de cebolinho fresco, picado
- 2 colheres de chá de salsa fresca, picada
- 1 colher de chá de alho, picado
- ¼ chávena de manteiga amolecida
- Pimenta
- Sal

Direcções:

1. Numa tigela pequena, combinar manteiga e ervas aromáticas.
2. Esfregar manteiga de ervas em bife de costelas e colocá-lo no frigorífico durante 30 minutos
3. Coloque o bife marinado na frigideira e cozinhe a 400 F durante 12-14 minutos
4. Servir e desfrutar.

Nutrição:

- Calorias 416
- Gordura 36,7 g
- Carboidratos 0,7 g
- Proteína 20,3 g

29. Filete de Carne Assado Simples

Tempo de preparação: 10 minutos

Tempo de cozedura: 50 minutos

Porções: 8

Ingredientes:

- 2½ libras assadas de lombo de vaca
- Sal e pimenta preta moída, conforme necessário

Direcções:

1. Esfregar o assado com sal e pimenta preta generosamente.
2. Inserir a vara de rotisserie através do assado.
3. Inserir os garfos do rotisserie, um de cada lado da vara para fixar a vara à galinha.
4. Dispor a frigideira no fundo da câmara de cozedura do forno de ar.
5. Seleccione "Assado" e depois ajuste a temperatura para 350 graus F.
6. Configurar o temporizador durante 50 minutos e premir o botão "Start".
7. Quando o visor mostrar "Add Food" pressione a alavanca vermelha para baixo e carregue o lado esquerdo da haste para o forno de fritadeira a ar.
8. Agora, deslize o lado esquerdo da haste para dentro da ranhura ao longo da barra de metal para que não se mova. Depois, feche a porta e toque em "Rodar". Pressione a alavanca vermelha para libertar a haste quando o tempo de cozedura estiver completo.

9. Retirar do forno de fritadeira a ar e colocar o assado numa travessa durante cerca de 10 minutos antes de cortar. Com uma faca afiada, cortar o assado em fatias de tamanho desejado e servir.

Nutrição:

- Calorias 201
- Gordura 8.8 g
- Carboidratos 0 g
- Proteína 28,9 g

30. Lombinho de porco com alho

Tempo de preparação: 15 minutos

Tempo de cozedura: 20 minutos

Porções: 5

Ingredientes:

- 1½ lombinho de porco de libra
- Spray de cozedura antiaderente
- 2 cabeças pequenas de alho assado
- Sal e pimenta preta moída, conforme necessário

Direcções:

1. Pulverizar levemente todos os lados da carne de porco com spray de cozinha e depois, temperar com sal e pimenta preta.
2. Agora, esfregue a carne de porco com alho assado. Disponha o assado no tabuleiro de cozedura ligeiramente untado com gordura.
3. Dispor a frigideira no fundo da câmara de cozedura do forno de ar.
4. Seleccione "Air Dry" e depois ajuste a temperatura para 400 graus F. Defina o temporizador para 20 minutos e prima a tecla "Start".
5. Quando o visor mostrar "Adicionar alimentos" inserir o tabuleiro de cozedura na posição central.
6. Quando a exposição mostra "Turn Food," vire a carne de porco.
7. Quando o tempo de cozedura estiver completo, retirar o tabuleiro do forno de ar e colocar o assado numa travessa durante

cerca de 10 minutos antes de o cortar. Com uma faca afiada, cortar o assado em fatias de tamanho desejado e servir.

Nutrição:

- Calorias 202
- Gordura 4,8 g
- Carboidratos 1,7 g
- Proteína 35,9 g

31. Costeletas de Borrego Gregas

Tempo de preparação: 10 minutos

Tempo de cozedura: 10 minutos

Porções: 4

Ingredientes:

- 2 lbs. de costeletas de borrego
- 2 colheres de chá de alho, picado
- 1 ½ tsp orégãos secos
- ¼ chávena de sumo de limão fresco
- ¼ copo de azeite de oliva
- ½ tsp pimenta
- 1 colher de chá de sal

Direcções:

1. Adicionar costeletas de borrego numa tigela de mistura. Adicionar os ingredientes restantes sobre as costeletas de borrego e revestir bem.
2. Dispor as costeletas de borrego no tabuleiro do forno de fritadeira e cozinhar a 400 F durante 5 minutos
3. Virar costeletas de borrego e cozinhar durante mais 5 minutos.
4. Servir e desfrutar.

Nutrição:

- Calorias 538
- Gordura 29,4 g
- Carboidratos 1,3 g
- Proteína 64 g

Chapter 4. Jantar

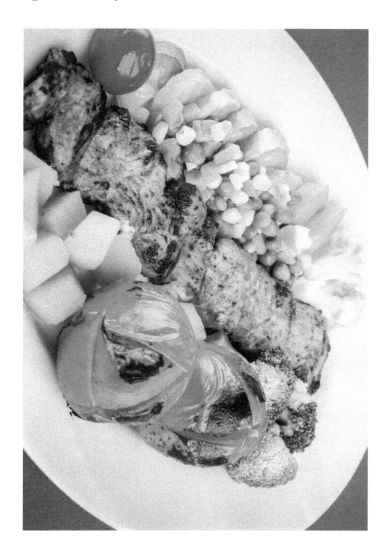

32. Peito de frango com orégãos

Tempo de preparação: 10 minutos

Tempo de cozedura: 25 minutos

Porções: 6

Ingredientes:

1. 2 lbs. de peitos de frango, picados
2. 1 colher de sopa de óleo de abacate
3. 1 colher de chá de páprica fumada
4. 1 colher de chá de alho em pó
5. 1 colher de chá de orégãos
6. 1/2 colher de chá de sal
7. Pimenta preta, a gosto

Direcções:

- Atirar todos os ingredientes das almôndegas para uma tigela e misturar bem. Fazer pequenas almôndegas a partir desta mistura e colocá-las no cesto de ar da fritadeira.

- Pressione "Power Button" de Air Fry Oven e rode o mostrador para seleccionar o modo "Air Fry". Premir o botão "Time" e rodar novamente o mostrador para definir o tempo de cozedura para 25 minutos

- Agora carregue no botão Temp e rode o mostrador para definir a temperatura a 375 graus F.

- Uma vez pré-aquecido, colocar o cesto da fritadeira no interior e fechar a sua tampa.

- Servir quente.

Nutrição:

- Calorias 352
- Gordura 14 g
- Carboidratos: 15,8 g
- Proteína 26 g

33. Peixe-gato picante

Tempo de preparação: 5 minutos

Tempo de cozedura: 15 minutos

Porções: 4

Ingredientes:

- 2 colheres de sopa de farinha de milho polenta
- 2 colheres de chá de tempero cajun
- ½ tsp paprika
- ½ tsp alho em pó
- Sal, como requerido
- 2 (6-oz) filetes de peixe-gato
- 1 colher de sopa de azeite de oliva

Direcções:

1. Numa tigela, misturar a farinha de milho, tempero Cajun, colorau, alho em pó, e sal. Acrescentar os filetes de peixe-gato e revestir uniformemente com a mistura. Agora, cubra cada filete com óleo.

2. Dispor os filetes de peixe numa grelha de cozedura untada e pulverizar com spray de cozedura. Dispor a frigideira no fundo da câmara de cozedura do forno de ar. Seleccionar "Air Dry" e depois ajustar a temperatura a 400 °F. Ajustar o temporizador durante 14 minutos e pressionar "Start".

3. Quando o visor mostrar "Adicionar alimentos" inserir o tabuleiro de cozedura na posição central. Quando o visor mostrar "Turn Food", virar os filetes.

4. Quando o tempo de cozedura estiver completo, retirar o tabuleiro do forno de fritadeira a ar. Servir quente.

Nutrição:

- Calorias 32
- Carboidratos 6.7g
- Gordura 20.3g
- Proteína 27.3g

34. Pão de galinha enegrecido

Tempo de preparação: 10 minutos

Tempo de cozedura: 18 minutos

Porções: 4

Ingredientes:

- 4 peitos de frango
- 2 colheres de chá de azeite de oliva
- Tempero:
- 1 1/2 colher de sopa de açúcar mascavado
- 1 colher de chá de paprica
- 1 colher de chá de orégãos secos
- 1/4 colher de chá de alho em pó
- 1/2 colher de chá de sal e pimenta
- Guarnição:
- Salsa picada

Direcções:

1. Misturar azeite com açúcar castanho, colorau, orégãos, alho em pó, sal, e pimenta preta numa tigela.
2. Colocar os peitos de frango no tabuleiro do forno Ninja.
3. Verter e esfregar esta mistura liberalmente sobre todos os peitos de frango.
4. Rode o mostrador para seleccionar o modo "Bake".
5. Carregar no botão Tempo e utilizar novamente o mostrador para definir o tempo de cozedura para 18 minutos

6. Agora carregue no botão Temp e rode o mostrador para definir a temperatura a 425 graus F.

7. Uma vez pré-aquecido, coloque o tabuleiro do forno no interior do forno

8. Servir quente.

Nutrição:

- Calorias 412
- Gordura 24,8 g
- Carboidratos 43,8 g
- Proteína 18,9 g

35. Tilápia picante

Tempo de preparação: 5 minutos

Tempo de cozedura: 12 minutos

Porções: 2

Ingredientes:

- ½ Tsp tempero de pimenta limão
- ½ tsp. Pó de alho
- ½ tsp cebola em pó
- Sal e pimenta preta moída, conforme necessário
- 2 (6-oz) filetes de tilápia
- 1 colher de sopa de azeite de oliva

Direcções:

1. Numa tigela pequena, misturar as especiarias, sal e pimenta preta. Revestir os filetes de tilápia com óleo e depois esfregar com a mistura de especiarias. Disponha os filetes de tilápia num tabuleiro ligeiramente untado, com a pele para baixo.

2. Dispor a frigideira no fundo da câmara de cozedura do forno de ar. Seleccionar "Air Dry" e depois ajustar a temperatura a 360 °F. Ajustar o tempo durante 12 minutos e premir "Start".

3. Quando o visor mostrar "Adicionar alimentos" inserir o tabuleiro de cozedura na posição inferior. Quando o visor mostrar "Turn Food", virar os filetes.

4. Quando o tempo de cozedura estiver completo, retirar o tabuleiro do forno de fritadeira a ar. Servir quente.

Nutrição:

- Calorias 206
- Carboidratos 0.2g
- Gordura 8.6g
- Proteína 31.9g

36. Turquia ensopada em salmoura

Receita Intermediária

Tempo de preparação: 10 minutos

Tempo de cozedura: 45 minutos

Porções: 8

Ingredientes:

1. 7 lb. de peito de peru com osso e pele
2. Salmoura:
3. 1/2 chávena de sal
4. 1 limão
5. 1/2 cebola
6. 3 dentes de alho, esmagados
7. 5 ramos de tomilho fresco
8. 3 folhas de louro
9. Pimenta preta
10. Peito de Turquia:
11. 4 colheres de sopa de manteiga, amolecida
12. 1/2 colher de chá de pimenta preta
13. 1/2 colher de chá de alho em pó
14. 1/4 colher de chá de tomilho seco
15. 1/4 colher de chá de orégãos secos

Direcções:

- Misturar os ingredientes da salmoura de peru numa panela e mergulhar o peru na salmoura durante a noite. No dia seguinte, retirar o peru ensopado da salmoura.
- Bater a manteiga, pimenta preta, alho em pó, orégãos, e tomilho. Pincele a mistura de manteiga sobre o peru, depois coloque-o num tabuleiro de ir ao forno.
- Pressione "Power Button" de Air Fry Oven e rode o mostrador para seleccionar o modo "Air Roast". Premir o botão "Time" e rodar novamente o mostrador para definir o tempo de cozedura para 45 minutos
- Agora, carregar no botão Temp e rodar o mostrador para regular a temperatura a 370 graus F. Uma vez pré-aquecido, colocar o tabuleiro do peru no forno e fechar a sua tampa.
- Fatiar e servir quente.

Nutrição:
- Calorias 397
- Gordura 15,4 g
- Carboidratos 58,5 g
- Proteína 7,9 g

37. Salmão manteiga

Tempo de preparação: 5 minutos

Tempo de cozedura: 10 minutos

Porções: 2

Ingredientes:

- 2 filetes de salmão (6-oz)
- Sal e pimenta preta moída, conforme necessário
- 1 colher de sopa de manteiga, derretida

Direcções:

- Temperar cada filete de salmão com sal e pimenta preta e depois, revestir com a manteiga. Colocar os filetes de salmão no tabuleiro de cozedura untado.
- Organizar a frigideira no fundo da câmara de cozedura do forno de ar. Seleccionar "Air Dry" e depois ajustar a temperatura a 360 °F. Ajustar o tempo durante 10 minutos e premir "Start".
- Quando o visor mostrar "Adicionar alimentos" inserir o tabuleiro de cozedura na posição central. Quando o visor mostrar "Turn Food", virar os filetes de salmão.
- Quando o tempo de cozedura estiver completo, retirar o tabuleiro do forno de fritadeira a ar. Servir quente.

Nutrição:

- Calorias 276
- Carboidratos 0g
- Gordura 16.3g
- Proteína 33.1g

38. Camarão em Molho de Manteiga

Tempo de preparação: 5 minutos

Tempo de cozedura: 6 minutos

Porções: 2

Ingredientes:

- ½ lb. Camarões grandes descascados e desovados
- 1 dente de alho grande, picado
- 1 colher de sopa de manteiga derretida
- 1 colher de chá de casca de limão fresco ralado

Direcções:

1. Acrescentar todos os ingredientes numa tigela e atirar para revestir bem. Deixar de lado à temperatura ambiente durante cerca de 30 minutos.

2. Organizar a mistura de camarão numa assadeira que caberá no Forno de Fritadeira a Ar Forno de Fritadeira a Ar. Disponha a frigideira no fundo da câmara de cozedura do Forno a Ar. Seleccionar "Assar" e depois ajustar a temperatura a 450 °F.

3. Definir o tempo durante 6 minutos e premir "Start".

4. Quando o visor mostrar "Adicionar comida" inserir o prato de cozedura na posição central. Quando o tempo de cozedura estiver completo, retirar a assadeira do forno de fritura a ar. Quando o mostrador mostrar "Turn Food" não virar comida.

5. Quando o tempo de cozedura estiver completo, retirar a assadeira do forno de fritadeira a ar. Servir quente.

Nutrição:

- Calorias 189
- Carboidratos 2.4g
- Gordura 7.7g
- Proteína 26g

39. Tilápia estaladiça

Tempo de preparação: 5 minutos

Tempo de cozedura: 15 minutos

Porções: 2

Ingredientes:

- ¾ taça cornflakes, esmagada
- 1 (1-oz.) pacote, mistura de molhos ao estilo de rancho seco
- 2½ colher de sopa de óleo vegetal
- 2eggs
- 4 (6-oz) filetes de tilápia

Direcções:

1. Numa tigela rasa, bater os ovos. Numa outra tigela, adicionar os flocos de milho, o molho do rancho e o óleo e misturar até se formar uma mistura friável. Mergulhar os filetes de peixe em ovos e depois revestir com a mistura de flocos de milho.

2. Dispor os filetes de tilápia no tabuleiro de cozedura untado. Dispor a frigideira no fundo da câmara de cozedura do forno de ar. Seleccionar "Air Dry" e depois ajustar a temperatura a 355 °F. Ajustar o tempo durante 14 minutos e premir "Start".

3. Quando o visor mostrar "Adicionar alimentos" inserir o tabuleiro de cozedura na posição central. Quando o mostrador mostrar "Turn Food", virar os filetes de tilápia. Quando o tempo de cozedura estiver completo, retirar o tabuleiro da fritadeira de ar. Servir quente.

Nutrição:

- Calorias 291
- Carboidratos 4.9g
- Gordura 14.6g
- Proteína 34.8g

40. Coxas de galinha

Tempo de preparação: 10 minutos

Tempo de cozedura: 20 minutos

Porções: 8

Ingredientes:

- 8 coxinhas de frango
- 2 colheres de sopa de azeite de oliva
- 1 colher de chá de sal
- 1 colher de chá de pimenta
- 1 colher de chá de alho em pó
- 1 colher de chá de paprica
- 1/2 colher de chá de cominho

Direcções:

1. Misturar azeite com sal, pimenta preta, alho em pó, páprica e cominho numa tigela.
2. Esfregue esta mistura liberalmente em todas as baquetas.
3. Colocar estas baquetas no cesto da fritadeira.
4. Rode o mostrador para seleccionar o modo "Air Fry".
5. Carregar no botão Tempo e utilizar novamente o mostrador para definir o tempo de cozedura para 20 minutos
6. Agora carregue no botão Temp e rode o mostrador para definir a temperatura a 375 graus F.
7. Uma vez pré-aquecido, colocar o cesto da fritadeira a ar dentro do forno.
8. Virar as baquetas quando cozinhadas a meio do caminho.

9. Retomar a fritura por mais um descanso de 10 minutos

10. Servir quente.

Nutrição:

- Calorias 212
- Gordura 11,8 g
- Hidratos de carbono 14,6 g
- Proteína 17,3 g

41. Peito de Tomilho Turquia

Tempo de preparação: 10 minutos

Tempo de cozedura: 40 minutos

Porções: 4

Ingredientes:

- 2 lb. peito de peru
- Sal, a gosto
- Pimenta preta, a gosto
- 4 colheres de sopa de manteiga, derretida
- 3 dentes de alho, picados
- 1 colher de chá de tomilho, picado
- 1 colher de chá de alecrim, picado

Direcções:

1. Misturar manteiga com sal, pimenta preta, alho, tomilho e rosmaninho numa tigela.
2. Esfregue este tempero sobre o peito de peru liberalmente e coloque no cesto da fritadeira de ar.
3. Rode o mostrador para seleccionar o modo "Air Fry".
4. Carregar no botão Tempo e utilizar novamente o mostrador para definir o tempo de cozedura para 40 minutos
5. Agora carregue no botão Temp e rode o mostrador para definir a temperatura a 375 graus F.
6. Uma vez pré-aquecido, coloque o cesto da fritadeira a ar dentro do forno
7. Fatiar e servir fresco.

Nutrição:

- Calorias 334
- Gordura 4,7 g
- Carboidratos 54,1 g
- Proteína 26,2 g

42. Alabote de Vinagre

Tempo de preparação: 5 minutos

Tempo de cozedura: 12 minutos

Porções: 2

Ingredientes:

- 2 (5-oz) filetes de alabote
- 1 dente de alho, picado
- 1 colher de chá de alecrim fresco, picado
- 1 colher de sopa de azeite de oliva
- 1 colher de sopa de vinagre de vinho tinto
- 1/8 colher de chá de molho picante

Direcções:

1. Num grande saco reutilizável, adicionar todos os ingredientes. Fechar bem o saco e o xisto para misturar. Refrigerar para marinar durante pelo menos 30 minutos Remover os filetes de peixe do saco e sacudir o excesso de marinada. Dispor os filetes de alabote sobre o tabuleiro de cozedura untado.

2. Dispor a frigideira no fundo da câmara de cozedura do forno de ar. Seleccionar "Bake" e depois ajustar a temperatura a 450 °F. Ajustar o tempo durante 12 minutos e premir "Start". Quando o visor mostrar "Add Food" inserir o tabuleiro de cozedura na posição central. Quando o mostrador mostrar "Turn Food", virar os filetes de alabote. Quando o tempo de cozedura estiver completo, retirar o tabuleiro da fritadeira de ar. Servir quente.

Nutrição:

- Calorias 223
- Carboidratos 1g
- Gordura 10.4g
- Proteína 30g

43. Salmão lemónio

Tempo de preparação: 5 minutos

Tempo de cozedura: 10 minutos

Porções: 2

Ingredientes:

1. 1 colher de sopa de sumo de limão fresco
2. ½ colheres de sopa de azeite
3. Sal e pimenta preta moída, conforme necessário
4. 1 dente de alho, picado
5. ½ tsp. folhas de tomilho fresco, cortadas
6. 2 (7-oz) filetes de salmão

Direcções:

1. Numa tigela, adicionar todos os ingredientes excepto o salmão e misturar bem. Acrescentar os filetes de salmão e cobrir generosamente com a mistura.
2. Dispor os filetes de salmão num tabuleiro de cozedura ligeiramente untado, com a pele virada para baixo. Dispor a frigideira no fundo da câmara de cozedura do forno de ar quente. Seleccionar "Air Dry" e depois ajustar a temperatura a 400 °F. Ajustar o tempo durante 10 minutos e premir "Start".
3. Quando o visor mostrar "Adicionar alimentos" inserir o tabuleiro de cozedura na posição inferior. Quando o visor mostrar "Turn Food", virar os filetes.
4. Quando o tempo de cozedura estiver completo, retirar o tabuleiro do forno de fritadeira a ar. Servir quente.

Nutrição:

- Calorias 297
- Carboidratos 0.8g
- Gordura 15.8g
- Proteína 38.7g

44. Patty de salmão

Tempo de preparação: 10 minutos

Tempo de cozedura: 7 minutos

Porções: 2

Ingredientes:

- Filete de salmão de 8 oz., picado
- 1 limão, fatiado
- 1/2 colher de chá de alho em pó
- 1 ovo, levemente batido
- 1/8 colher de chá de sal

Direcções:

1. Adicionar todos os ingredientes excepto fatias de limão na tigela e misturar até estarem bem combinados.
2. Pulverizar cesto de fritadeira com spray de cozinha.

3. Colocar a fatia de limão no cesto da fritadeira.
4. Fazer a mesma forma de patty da mistura de salmão e colocar em cima das fatias de limão no cesto de fritadeira ao ar.

5. Cozinhar a 390 F durante 7 minutos.
6. Servir e desfrutar.

Nutrição:

- Calorias 184
- Gordura 9,2 g
- Hidratos de carbono 1 g
- Açúcar 0,4 g
- Proteína 24,9 g
- Colesterol 132 mg

45. Camarões crocantes

Tempo de preparação: 5 minutos

Tempo de cozedura: 10 minutos

Porções: 4

Ingredientes:

- 1egg
- ½ lb. lascas de nachos esmagados
- 12 rastos, descascados e desbastados

Direcções:

1. Num prato raso, bater o ovo. Num outro prato raso, colocar as lascas de nachos esmagados. Revestir o camarão em ovo e depois enrolar em lascas de nachos.

2. Organizar os camarões revestidos em 2 tabuleiros de cozedura numa única camada. Dispor a frigideira no fundo da câmara de cozedura do forno de ar. Seleccionar "Air Dry" e depois ajustar a temperatura a 355 °F. Ajustar o tempo durante 8 minutos e premir "Start".

3. Quando o visor mostrar "Adicionar alimentos" inserir 1 tabuleiro na posição superior e outro na posição inferior. Quando o visor mostrar "Turn Food", não virar o alimento, mas mudar a posição dos tabuleiros de cozedura. Quando o tempo de cozedura estiver completo, retirar os tabuleiros do forno de fritura a ar. Servir quente.

Nutrição:

- Calorias 386
- Carboidratos 36.1g
- Gordura 17g
- Proteína 21g

46. Almôndegas de frango moídas

Tempo de preparação: 10 minutos

Tempo de cozedura: 10 minutos

Porções: 4

Ingredientes:

- 1 lb. de frango moído
- 1/3 copo panko
- 1 colher de chá de sal
- 2 colheres de chá de cebolinho
- 1/2 colher de chá de alho em pó
- 1 colher de chá de tomilho
- 1 ovo

Direcções:

1. Atirar todos os ingredientes das almôndegas para uma tigela e misturar bem. Fazer pequenas almôndegas a partir desta mistura e colocá-las no cesto de ar da fritadeira.

2. Pressione "Power Button" de Air Fry Oven e rode o mostrador para seleccionar o modo "Air Fry". Premir o botão "Time" e rodar novamente o mostrador para definir o tempo de cozedura para 10 minutos

3. Agora, carregar no botão Temp e rodar o mostrador para regular a temperatura a 350 graus F. Uma vez pré-aquecido, colocar o cesto da fritadeira no interior e fechar a sua tampa. Sirva quente.

Nutrição:

- Calorias 453
- Gordura 2,4 g
- Carboidratos 18 g
- Proteína 23,2 g

Chapter 5. Sobremesas e Doces

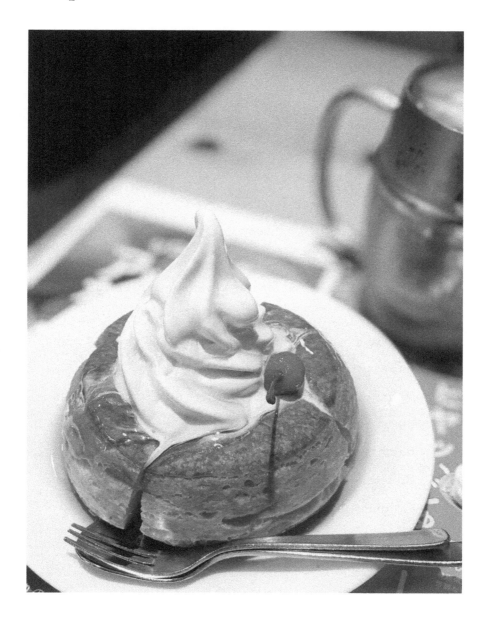

47. Doce Doce de Pêssego

Tempo de preparação: 10 minutos

Tempo de cozedura: 16 minutos

Porções: 20

Ingredientes:

1. 1 1/2 lb. de pêssegos frescos, sem caroço e picados
2. 1/2 colher de sopa de baunilha
3. 1/4 xarope de xarope de ácer

Direcções:

- Colocar todos os ingredientes na fritadeira de ar e mexer bem.
- Selar a panela e cozinhar no alto durante 1 minuto.
- Uma vez feito, deixar libertar a pressão naturalmente. Retirar a tampa.
- Colocar a panela no modo sauté e cozinhar durante 15 minutos ou até a compota engrossar.
- Verter para dentro do recipiente e guardá-lo no frigorífico.

Nutrição:

- Calorias - 16
- Proteína - 0,1 g.
- Gordura - 0 g.
- Carboidratos - 3,7 g.

48. Molho de Pêra

Tempo de preparação: 10 minutos

Tempo de cozedura: 15 minutos

Porções: 6

Ingredientes:

- 10 pêras, fatiadas
- 1 chávena de sumo de maçã
- 1 1/2 colher de chá de canela
- 1/4 colher de chá de noz-moscada

Direcções:

- Colocar todos os ingredientes na fritadeira de ar e mexer bem.
- Selar a panela e cozinhar em alta durante 15 minutos.
- Uma vez feito, deixar libertar a pressão naturalmente durante 10 minutos, depois libertar o restante usando a libertação rápida. Remover a tampa.
- Misturar a mistura de pêra utilizando um misturador de imersão até obter uma mistura suave.
- Servir e desfrutar.

Nutrição:

- Calorias - 222
- Proteína - 1,3 g.
- Gordura - 0,6 g.
- Carboidratos - 58,2 g.

49. Brownie Muffins

Tempo de preparação: 10 minutos

Tempo de cozedura: 10 minutos

Porções: 12

Ingredientes:

- 1 pacote Betty Crocker fudge brownie mix
- ¼ nozes em chávena, picadas
- 1 ovo
- 1/3 chávena de óleo vegetal
- 2 colheres de chá de água

Direcções:

1. Lubrificar 12 moldes de muffin. Ponha de lado.
2. Numa tigela, juntar todos os ingredientes.
3. Colocar a mistura nos moldes de muffin preparados.
4. Pressione "Power Button" de Air Fry Oven e rode o mostrador para seleccionar o modo "Air Fry".
5. Premir o botão Tempo e rodar novamente o mostrador para definir o tempo de cozedura para 10 minutos.
6. Agora carregue no botão Temp e rode o mostrador para definir a temperatura a 300 graus F.
7. Prima o botão "Iniciar/Pausa" para começar.
8. Quando a unidade apitar para mostrar que está pré-aquecida, abrir a tampa.
9. Organizar os moldes dos muffins em "Air Fry Basket" e inserir no forno.

10. Colocar os moldes do muffin sobre uma grade de arame para arrefecer durante cerca de 10 minutos.

11. Cuidadosamente, inverter os muffins sobre a grade de arame para arrefecer completamente antes de servir.

Nutrição:

- Calorias - 168
- Proteína - 2 g.
- Gordura - 8,9 g.
- Carboidratos - 20,8 g.

50. Mordidas de tostas francesas

Tempo de preparação: 5 minutos

Tempo de cozedura: 15 minutos

Porções: 8

Ingredientes:

- Leite de amêndoa
- Canela
- Edulcorante
- 3 ovos
- 4 pedaços de pão de trigo

Direcções:

1. Pré-aquecer o forno de fritadeira a 360 graus.
2. Bater os ovos e desbastar com leite de amêndoa.
3. Misturar 1/3 chávena de adoçante com muita canela.
4. Rasgar o pão ao meio, esmagar pedaços e prensar para formar uma bola.
5. Embeber as bolas de pão em ovo e depois enrolar em açúcar de canela, certificando-se de revestir bem.
6. Colocar bolas de pão revestidas no forno de fritadeira ao ar e cozer durante 15 minutos.

Nutrição:

- Calorias - 289
- Proteína - 0 g.
- Gordura - 11 g.
- Carboidratos - 17 g.

Conclusão

O livro de cozinha da Fritadeira do Ar Mediterrâneo foi concebido para simplificar a sua vida ao fazer receitas deliciosas e saudáveis de forma rápida e fácil. É mais divertido comer boa comida do que comer má comida. É por isso que precisa do livro de receitas da Mediterranean Air Fryer Cookbook. Contém receitas saborosas, que certamente agradarão até ao maior comedor picante.

Vamos acabar com isto com um dos mais populares estilos de cozinha Air Fryer, o Aperitivo! São excelentes para fazer refeições rápidas que podem ser comidas num instante. Não se pode errar com vegetais, frango, carne de vaca ou aperitivos. Ficaria surpreendido com o número de variedades que se pode criar. Mais importante ainda, os aperitivos são fáceis de fazer, pelo que não terá de passar tempo na cozinha se não quiser.

Neste guia, encontrará mais de 100 receitas de refeições simples e deliciosas que cozinham enquanto se trabalha. Nunca mais terá de se preocupar em ficar sem coisas para fazer ou ter de ficar acordado até tarde para voltar a preparar comida.

A Dieta Mediterrânica é um dos padrões dietéticos mais saudáveis e tem sido utilizada durante séculos para promover a longevidade, a boa saúde e um peso saudável. Tem as suas origens nas regiões mediterrânicas da Europa do Sul, Norte de África, e Ásia Ocidental. Os elementos-chave da dieta mediterrânica são frutas, vegetais, frutos secos e feijões, cereais integrais, peixe e aves de capoeira, e azeite de oliva.

Este livro de cozinha visava fornecer a todos receitas fáceis de fazer que os ajudassem a manter uma dieta geral saudável. O livro contém uma variedade de receitas que são adequadas para o pequeno-almoço ou almoço. Cada receita é acompanhada por um inset que explica por que razão certos pratos fazem parte da Dieta Mediterrânica, bem como informações adicionais sobre as próprias receitas. Algumas receitas são também acompanhadas de dicas destacadas que o ajudarão em vários aspectos da cozinha e da preparação dos alimentos.

Num mundo perfeito, o corpo personalizado fica bem, uma vez que se pode pegar no que se realizou e aplicá-lo na sua vida.

Finalmente, não se trata apenas de redução de peso, mas de um corpo sólido. No momento em que se tem um corpo mais bom, melhora-se a glicose, o colesterol, o pulso, e as hormonas. Do mesmo modo, diminui-se o perigo de doença coronária e malignidade. É essencial diminuir o peso de modo a conseguir um corpo mais saudável. Temos de considerar os alimentos não para a sua admissão calórica, mas sim para a sua estima por suplementos. Temos de comer alimentos de qualidade. Como país, devemos mudar a nossa ideia para um corpo saudável. Não se trata apenas de infortúnio de gordura, mas também de construção muscular. Se se perderem medidas equivalentes de gordura e músculo, então não se está a obter mais benefícios.

A redução de peso é uma excursão. Lidar consigo próprio é significativo. É preciso estar presente para a sua família, além disso, para educar os jovens que têm corpos sólidos. A fritura a ar transmite uma comida soberbamente saudável sem todo o óleo que necessita para a realização de frituras comuns. Este aparelho de cozinha inegavelmente conhecido assenta no seu parapeito e funciona como um fogão de convecção mais pequeno do que o habitual: O ar quente flui persistentemente à volta de qualquer alimento que tenha adicionado à caixa de cozedura da máquina. O exterior dos alimentos realiza uma bondade firme e crocante, enquanto que o interior permanece soberbamente delicado. As fritadeiras trabalham admiravelmente para transmitir a experiência da comida queimada, sem a fritura genuína. Para encontrar todo o alcance do que este pequeno cavalo de trabalho pode fazer, avalie a totalidade dos planos por baixo, que vão desde as entradas até à sobremesa, e incorpore picaretas de topo como falafel e bolo de canal. Além disso, será que reparámos no frango cantado? Prepare as suas papilas gustativas para ficar intrigado - e prepare-se para dar à sua fritadeira o ar de cozinha de primeira qualidade aterrar um pedaço de aparelho tão conveniente.

Aqui todos os avanços simples e básicos são oferecidos pelo método de planeamento e cozedura vantajosa. A fórmula do peixe fritador ao ar ajuda-o a desfrutar de peixe fresco, delicioso, sólido e celestial de uma forma simples e criativa, seguindo alguns avanços rápidos e simples e utilizando todos os ingredientes acessíveis e prontamente disponíveis.

A fórmula também fará com que os peixes falem às crianças. Por isso, não se sente ociosamente, utilize a sua fritadeira de ar e faça o melhor uso possível para apreciar a incrível fórmula no momento actual.

danos que lhes possam ocorrer depois de empreender a informação aqui descrita.

Além disso, a informação contida nas páginas seguintes destina-se apenas a fins informativos e deve, portanto, ser considerada como universal. Como convém à sua natureza, é apresentada sem garantia quanto à sua validade prolongada ou qualidade provisória. As marcas que são mencionadas são feitas sem consentimento escrito e não podem de forma alguma ser consideradas um endosso do titular da marca.

Lightning Source UK Ltd.
Milton Keynes UK
UKHW010651240621
386081UK00010B/603